OBSERVATION

DE PITYRIASIS,

ET

DE RAMOLLISSEMENT DE LA MOELLE ÉPINIÈRE.

OBSERVATION
DE PITYRIASIS

ET

DE RAMOLLISSEMENT

DE LA MOELLE ÉPINIÈRE,

AVEC

COMPLICATION DE RHUMATISME CHRONIQUE,

PAR

GILBERT-ALEXANDRE BONNEAU,

DOCTEUR EN MÉDECINE A SAINT-GERAND-LE-PUY, MEMBRE HONORAIRE DE LA SOCIÉTÉ
MÉDICALE D'ÉMULATION DE MONTPELLIER, EX-SECRÉTAIRE DE LA MÊME SOCIÉTÉ ;
EX-MÉDECIN DE L'HÔPITAL D'EBREUIL, EX-MEMBRE DU CONSEIL D'HYGIÈNE ET DE
SALUBRITÉ DE L'ARRONDISSEMENT DE GANNAT, HONORÉ D'UNE MÉDAILLE D'ARGENT
PAR L'ACADÉMIE DE MÉDECINE ET M. LE MINISTRE DU COMMERCE ET DE L'AGRICULTURE.

———

Sans un diagnostic exact et précis,
la pratique est souvent infidèle.

Louis.

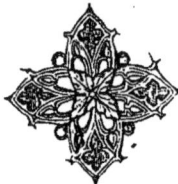

MOULINS,

TYPOGRAPHIE DE P.-A. DESROSIERS ET FILS.

———

1855.

AU DOCTEUR BERNARD,

CHIRURGIEN EN CHEF DES HOPITAUX DE MOULINS.

Hommage de l'auteur.

AU DOCTEUR DULINIER,

MÉDECIN A SAINT-GERAND-LE-PUY.

Reconnaissance éternelle.

GILBERT-ALEXANDRE BONNEAU.

INTRODUCTION.

—

On nous trouvera peut-être un peu hardi, d'avoir osé émettre un doute sur le diagnostic d'une maladie dont la description a été insérée, en 1853, sous le nom de Pellagre, dans les bulletins de la Société des sciences médicales de l'arrondissement de Gannat, par le docteur Secretain, qui a eu pour lui la sanction de cette Société, qui compte dans son sein des médecins d'un mérite incontestable. Si, aujourd'hui, nous nous décidons à rompre le silence et à livrer à la publicité un écrit renfermé dans nos cartons depuis plus de deux ans, c'est par amour pour la vérité et par désir de servir la science. Si nous sommes dans le vrai, nous serons amplement dédommagé par le petit service que nous aurons rendu; dans le cas contraire, nous espérons que nos lecteurs nous tiendront compte et de notre intention et de la difficulté de la tâche que nous nous étions imposée.

CHAPITRE PREMIER.

—

Dans l'un des comptes-rendus de la Société des sciences médicales de l'arrondissement de Gannat, le docteur Secretain, président de la Société, a donné, sous le nom de Pellagre, maladie presque inconnue dans le département de l'Allier, l'observation d'un malade qu'il avait traité lorsqu'il était médecin de l'hôpital d'Ebreuil. Pour nous, à qui il a été donné d'observer le même malade, lorsque nous avons remplacé comme médecin notre confrère dans le même hôpital, nous pensons, contrairement à son assertion, avoir eu affaire à un pityriasis et à un ramollissement de la moelle épinière, avec complication de rhumatisme chronique. Voilà, du reste, l'observation telle que nous l'avons recueillie au lit du malade.

Au n° 4 de la *Salle des Hommes*, est couché le nommé Laniray, dit Jayat, goujat de sa profession. Cet homme qui est âgé de 48 ans environ, est d'un tempérament nerveux. Il est d'une maigreur excessive, depuis trois ou quatre ans, toujours souffrant ; sa figure est pâle, ses traits sont tirés. La douleur l'a rendu très-irritable, son intelligence est intacte. Depuis un temps qu'il ne peut préciser, il ressent des

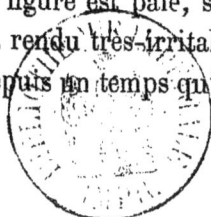

douleurs mobiles dans les épaules, les coudes, les hanches et les genoux. Il ressent, depuis environ trois ans, de très-vives douleurs le long du rachis, qui sont toujours allé en augmentant. Ces douleurs deviennent plus vives lorsque Jayat reste longtemps couché sur le dos.

A la même époque, il s'est aperçu que ses membres pelviens devenaient faibles. Depuis, cette faiblesse est devenue de plus en plus grande, la sensibilité est devenue plus obtuse que dans le reste du corps. La diminution de la motilité s'est, plus tard, manifestée dans les membres thoraciques, ainsi que la lésion de la sensibilité. Alors que nous avons observé le malade pour la première fois, il se levait très-rarement, et quand il se levait, c'est à peine s'il pouvait se rendre au poële de la salle, appuyé sur des béquilles et soutenu par l'infirmier.

Dans les derniers temps qui ont précédé sa mort, Jayat a été pris de fourmillements dans les doigts et dans les orteils : il se plaignait d'avoir toujours froid dans ces mêmes parties. — Depuis quelque temps ce malade n'a point d'appétit, sa langue est normale. Les digestions sont laborieuses ; immédiatement après l'ingestion d'aliments, il ressent une pesanteur à l'épigastre ; des renvois gazeux et acides lui remontent à la gorge : il est souvent constipé. Le poul est petit, parfois extrêmement lent, d'autres fois accéléré. La respiration est presque toujours un peu gênée. Si on percute et si on ausculte la poitrine du malade, on ne trouve rien d'anormal dans les poumons, ni dans le cœur. Le malade a, parfois, de la disurie.

Une desquammation, composée de petites écailles furfuracées, qui s'exfolient et se renouvellent sans cesse, se fait remarquer sur le dos des mains, des avant-bras, des bras, des jambes et des cuisses. Parfois, le derme est légèrement enflammé.

Dix-huit jours environ avant sa mort, Jayat a été pris d'une constriction très-violente à la base de la poitrine; il lui semble qu'elle est pressée fortement par un cercle de fer qui lui resserre le thorax. Il ressent une douleur très-vive à la région cardiaque; les mouvements du cœur sont petits, irréguliers; la respiration est gênée. Le malade, qui est d'une faiblesse extrême, éprouve de temps en temps des syncopes. Craignant de succomber à l'hôpital où son corps pourrait être autopsié, Jayat se retira dans sa famille, où il succomba quinze jours plus tard.

CHAPITRE DEUXIÈME.

—

Dans ce chapitre, nous allons, successivement, passer en revue les propositions énoncées dans le travail de notre savant confrère.

Nous trouvons en tête de l'observation qu'il a donnée dans un des bulletins de la Société de médecine de Gannat, que son malade était âgé de 38 ans ; nous croyons que notre confrère a commis une légère erreur, car on nous a dit qu'il en avait 48, c'est-à-dire dix ans de plus. Cette différence d'âge n'a pas une bien grande importance ; aussi passerons-nous plus loin sans nous y arrêter davantage.

Un peu plus bas, nous lisons que dans le courant de mai 1850, Jayat perdit l'appétit sans cause connue.

Pour nous, il nous semble qu'il est facile d'en trouver la cause dans les symptômes observés par le docteur Secretain. En effet, nous trouvons dans son travail que Jayat était atteint de dyspepsie. Or, nous savons que dans cette affection de l'estomac, l'appétit est souvent diminué. De plus, la lésion qui commençait déjà à se faire sur la moelle épinière, tendait déjà à se manifester par une perversion des fonctions de l'appareil digestif.

Le docteur Secretain nous dit *que le dos des mains, des avant-bras, des jambes et des cuisses de son malade, était couvert de lamelles furfuracées rappelant assez bien les écailles de l'ichthyose.*

Nous croyons que cette comparaison n'est point exacte. En effet, nous avons vu que la desquammation observée sur Jayat se composait de lamelles furfuracées excessivement fines, s'exfoliant et se renouvelant sans cesse. Dans l'ichthyose, au contraire, les squammes sont larges, dures, sèches. Chez notre malade, nous n'observons aucune forme déterminée dans la desquammation ; dans la pellagre, au contraire, l'éruption revêt assez souvent la forme de demi-cercles ellipsoïdes, offrant au bord inférieur de chaque bande, une coloration d'un brun foncé qui tranche avec la couleur plus claire de l'épiderme qui vient immédiatement après. Dans l'ichthyose, les squammes sont uniformément d'un blanc grisâtre ou noires.

Plus loin, notre confrère ajoute que l'intelligence obtuse de Jayat ne lui a pas permis de savoir depuis combien de temps sa peau offrait cette disposition écailleuse.

En lisant cette phrase, nous avons été étonné de voir donner à notre malade une intelligence fort obtuse, car il a toujours répondu d'une manière fort juste à nos questions : de plus, nous avons vu Jayat s'inquiéter de l'avenir comme un homme qui apprécie bien sa position. — En admettant que sa peau ait présenté une altération aussi forte que celle qui a été mentionnée, est-ce que Jayat où ses parents ne s'en seraient pas aperçu plutôt.

Notre confrère continue en disant que son malade *éprouve, sous l'influence des rayons solaires, des vertiges, et que sa peau qui reste exposée à leur action, devient le siége d'un vif sentiment de cuisson.*

Pour nous, il n'est pas surprenant que Jayat éprouve des vertiges. En effet, nous savons que les personnes qui, comme notre malade, restent presque continuellement couchées, sont souvent prises de vertiges quand elles se lèvent. Quand elles sortent du lit, la tête n'étant plus dans une position déclive, le sang n'afflue plus en aussi grande quantité dans le cerveau, et par suie, il survient des vertiges et des tintements d'oreille. En outre de la cause que nous venons d'admettre comme explicative des vertiges éprouvés par Jayat, nous savons que ce malade était atteint d'un ramollissement de la moëlle épinière; comme tout le monde le sait, entre la moëlle épinière et le cerveau, il y a des connexions tellement intimes, que la souffrance de la moëlle retentit presque toujours sur le cerveau d'où elle tire son influx nerveux.

Quant à la vive cuisson que Jayat éprouverait à la peau chaque fois que les rayons solaires viennent tomber dessus, nous ne l'avons point observée, ce qui pourrait tenir à ce que nous avons observé ce malade pendant l'hiver, époque à laquelle la desquammation pellagreuse ne se fait point, et où les rayons solaires ont peu de force.

Mais, en admettant que Jayat éprouvât cette impression douloureuse sur la peau, au contact des rayons solaires, cela ne nuirait en rien à notre manière de voir. Car, dans le pityriasis rubra, le derme étant souvent enflammé, on comprendra facilement que si des rayons solaires viennent à tomber dessus, ils y détermineront un vif sentiment de cuisson.

Le docteur Secretain poursuit en disant, *qu'il n'a rien pu surprendre de pathologique, tant vers la moëlle épinière que vers les articulations des membres; ces derniers, qui pis est, n'ont jamais ressenti la plus légère atteinte rhumatismale.*

Nous ne pouvons laisser une pareille proposition sans nous y arrêter. Et d'abord nous demanderons à notre confrère, s'il a beaucoup observé de personnes dans le bassin d'Ebreuil, qui n'aient jamais ressenti de douleurs rhumatismales. Comme nous l'avons vu au commencement de l'observation de notre confrère, Jayat habitait des lieux bas et humides ; il était goujat, par conséquent sa profession l'obligeait d'avoir souvent les jambes dans l'eau; son habitation humide et sa profession de goujat, nous font déjà pressentir qu'il était prédisposé à l'affection rhumatismale.

Il n'est dont pas étonnant que nous ayons observé chez Jayat, des douleurs mobiles dans toutes les principales articulations : l'épaule, les hanches, les genoux, les coudes, etc.

Ces douleurs qui se portaient d'une articulation à une autre sans laisser de trace de leur passage, pourrait-on les appeler autrement que douleurs rhumatismales. Pour nous, l'affection rhumatismale n'était

donc point douteuse. Et si telle n'était point la manière de voir du docteur Secretain, pourquoi a-t-il
envoyé son malade plusieurs années de suite aux
eaux minérales de Châteauneuf-les-Bains. Est-ce
pour augmenter l'irritation de la peau? Car si,
comme notre confrère l'a mentionné dans son travail,
la peau de son malade éprouvait de fortes cuissons au
contact des rayons solaires, à plus forte raison en
éprouvera-t-elle de plus vives si on la plonge dans un
bain chaud renfermant des principes minéralisateurs
irritants.

Passons à *l'affection de la moëlle épinière*, que le
docteur Secretain *dit n'avoir jamais existé chez son
malade*, voyons s'il a été plus heureux dans son
assertion.

Et d'abord, nous demanderons à notre confrère
si la douleur qui a existé le long du rachis de son
malade, l'affaiblissement des membres pelviens en
premier lieu, avec diminution de la sensibilité, leur
atrophie, les fourmillements, le froid aux doigts de
pieds, et plus tard l'apparition de ces mêmes symptômes dans les membres thoraciques; de plus, la
barre transversale qui semblait serrer Jayat à la base
de la poitrine comme dans un étau, ces douleurs
cardialgiques, la gêne de la respiration sans lésion
du poumon, les troubles de la circulation sans lésion du cœur, les syncopes nombreuses, les troubles
de la digestion, la disurie, etc. Enfin, tout ce cortége
nombreux de symptômes n'était-il donc point un signe certain de ramollissement de la moëlle épinière.

Le docteur Secretain avoue lui-même qu'un signe qui n'a jamais fait défaut dans la pellagre, *la propension au suicide a manqué.* Mais il en cherche l'explication dans le bien-être que Jayat a trouvé à l'hôpital. Nous ferons observer à notre confrère, que les nombreux pellagreux qui sont admis au grand hôpital de Milan, se trouvent dans les mêmes conditions que son malade. Et cependant, l'italien qui d'habitude est peu soucieux pour l'avenir, non seulement se suicide très-souvent quand il est atteint de pellagre ; bien plus, avant de mettre à exécution sa funeste résolution, il s'efforce de détruire ses enfants. — Notre malade, au contraire, non seulement ne songe pas à se suicider, mais encore il fuit l'hôpital parce qu'il craint d'y succomber et qu'on y fasse l'autopsie de son cadavre. (Ceci est mentionné dans le travail de notre confrère). Voyez si on peut pousser plus loin le sentiment de la conservation.

Quant à l'alimentation tout-à-fait débilitante dont notre collègue se plaît à nourrir Jayat, nous savons qu'il y a de l'exagération ; car ce malade ne vivait pas différemment des autres ouvriers du pays. Il avait tantôt bon, tantôt mauvais. D'ailleurs, dans la petite ville d'Ebreuil, l'ouvrier n'y est pas trop malheureux. De nombreux secours lui viennent en aide.

Plusieurs autres signes ont fait défaut pour constituer la pellagre. La faim *canine,* la *diarrhée,* et une *chaleur brûlante aux pieds* ; nous avons vu que l'opposé existait précisément chez notre malade. Il avait de l'inappétence, de la constipation et du froid aux pieds. L'inappétence a été notée par notre confrère ; la constipation et le froid aux pieds ont été observés par nous.

Ainsi, pour nous résumer, plusieurs signes des plus importants ont fait défaut pour caractériser la pellagre. D'une part, la desquammation que nous avons observée chez notre malade, n'avait point de forme déterminée ; dans la pellagre au contraire, assez souvent la desquammation est disposée en demi-cercles ellipsoïdes, offrant au bord inférieur de chaque bande une coloration d'un brun foncé, qui tranche avec la couleur plus claire de l'épiderme qui vient immédiatement après. Cette différence de nuance dans la coloration de l'épiderme chez le pellagreux, est de là plus grande valeur ; car dans l'ichthyose, rien de semblable n'a lieu.

Un signe de la plus grande valeur a également fait défaut, la propension au suicide.

Quant à la faim canine, la diarrhée, la chaleur brûlante aux pieds, que l'on observe le plus ordinairement chez le pellagreux, le contraire a précisément été observé : l'anorexie, la constipation, le froid aux pieds.

Pour les signes qui sont nécessaires pour caractériser la pityriasis et le ramollissement de la moëlle, ils n'ont point fait défaut, et nous ne voyons point pourquoi le docteur Secretain a recours à une affection presque inconnue dans notre département, pour *baptiser* des symptômes qui appartiennent à deux affections distinctes, *la pityriasis et le ramollissement de la moëlle épinière.*

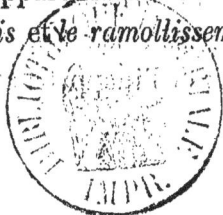